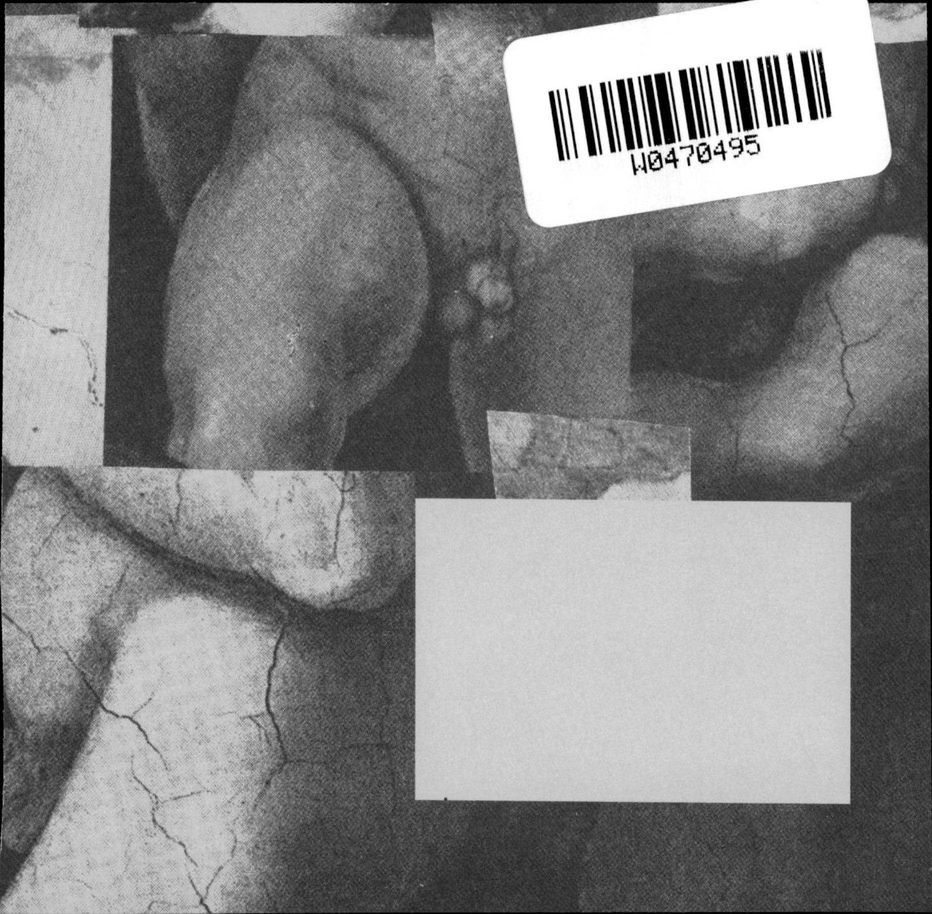

SEX OHNE WÜRDE

Klein • Mahler • Much • Rubinowitz

Falter Verlag

„Ich sehe sie knien im hohen Rohr, und sehe von ferne der Freiheit Chor.“

Lolita

Inhalt

Vorwort

Sex ist nicht witzig. Gut, objektiv gesehen ist es vielleicht nicht ganz unlustig, was Menschen so miteinander anstellen, wenn alle Hemmungen fallen. Aber mit den Hemmungen fällt auch die Selbstbeherrschung, weshalb man im Bett auch wenig Sinn für Humor hat. Es fehlt die dafür nötige Distanz. Man kann Brustwarzen nicht ironisch stimulieren, man kann nicht „unter Anführungszeichen“ ejakulieren. Sex macht Spaß, keine Frage. Aber sobald es dabei lustig wird, ist es mit der Lust vorbei. Und doch gibt es komischerweise kaum ein Thema, über das so viele Witze gemacht werden wie über Sex. Also: Was gibt es da zu lachen?

Erstens: Sex ist immer noch ein Tabu. Trotz der allgemein gelockerten Sitten findet Geschlechtsverkehr nach wie vor meist unter Ausschluss der Öffentlichkeit statt. Was im Schlafzimmer genau passiert, geht niemanden etwas an, und es wäre den meisten Menschen peinlich, wenn es die anderen erführen. Keiner weiß also wirklich, was seine Nachbarn, seine Kollegen oder seine Verwandten so treiben, wenn die Nacht lang ist. Es bleibt

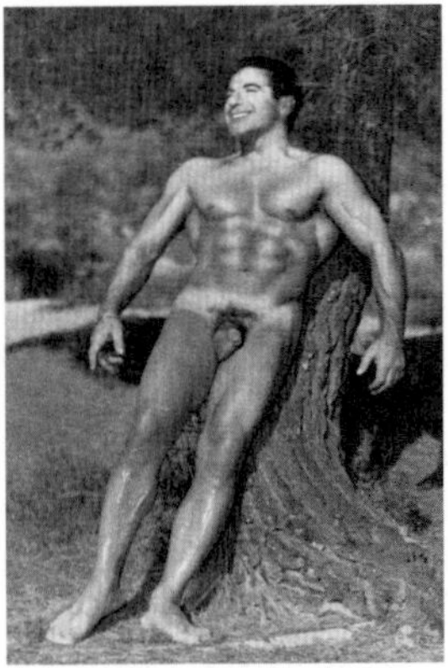

einem also gar nichts anderes übrig, als es sich auszumalen. Und weil der Fantasie keine Grenzen gesetzt sind, kann das, was man sich vorstellt, natürlich auch sehr witzig sein.

Zweitens: Sex ist die menschlichste Sache der Welt. Das heißt auch, dass menschliche Schwächen dabei so deutlich zu Tage kommen wie nirgendwo sonst. Darüber lacht man immer gerne, auch wenn es die eigenen Schwächen sind. Bestes Beispiel für dieses Phänomen ist der sagenhafte Erfolg des Kabarettprogramms „Anleitung zur sexuellen Unzufriedenheit" von Bernhard Ludwig, bei dem es sich mehr um einen populärwissenschaftlichen Vortrag als um ein Kabarettprogramm handelt. Das Publikum – hauptsächlich Paare, die schon länger zusammen sind – lacht sich jedenfalls kaputt über die Katastrophe im eigenen Bett. „Eine Gaudi haben", sagt Ludwig, wenn er von Sex spricht, und wahrscheinlich ist das in diesem Fall sogar passend: Die Menschen, die seine Programme besuchen, sehen so aus, als hätten sie zu Hause keinen Sex, sondern bestenfalls eine Gaudi.

Drittens: Die allermeisten Menschen haben weniger Sex als sie gerne hätten. Der französische Schriftsteller Michel Houellebecq hat in seinen trostlosen Romanen die sehr plausible These aufgestellt, dass der Sex den gnadenlosen Gesetzen des Marktes – Angebot und Nachfrage – folgt und entsprechend ungerecht verteilt wird. Soll heißen: Manche haben sehr viel Sex, andere dafür gar keinen. Wer an physischen und/oder psychischen Defekten leidet, ist auf dem Sexmarkt krass benachteiligt, wenn nicht überhaupt chancenlos. Statt zu verzweifeln, treiben diese Menschen mit dem Entsetzen Scherz. Und weil es so viele sexuell unterversorgte Menschen gibt, gibt es auch so viele Witze über Sex.

Lustig ist das alles, wie gesagt, eigentlich nicht. Aber sehen Sie selbst.

Wolfgang Kralicek

Mahler

Ich habe einen Mann kennen gelernt, Helga.

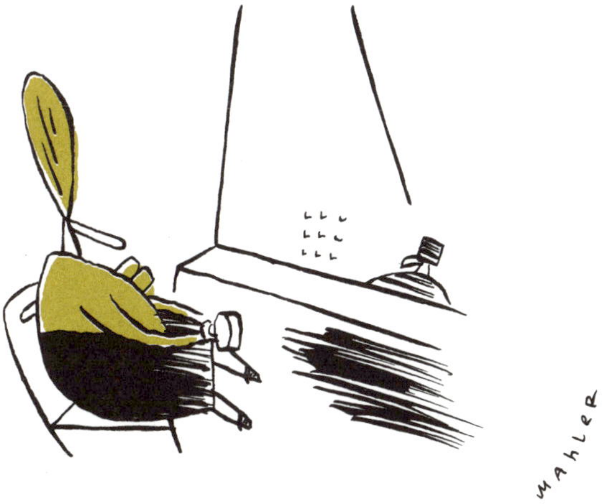

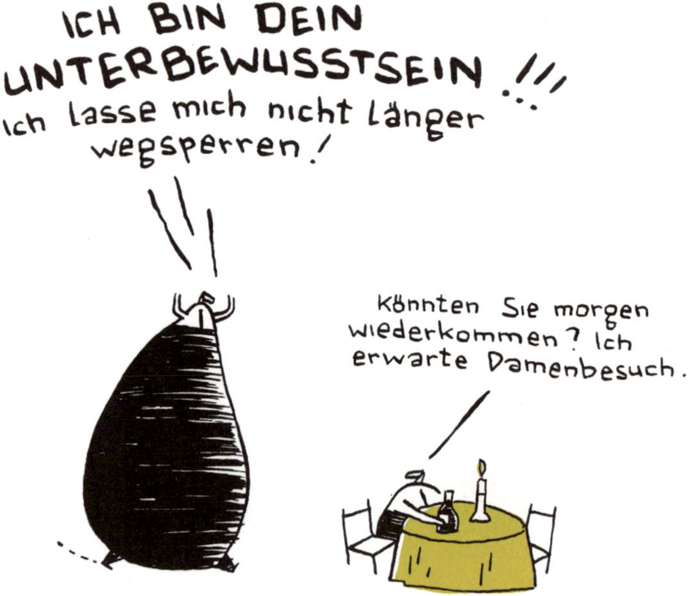
ICH BIN DEIN UNTERBEWUSSTSEIN !!! Ich lasse mich nicht länger wegsperren!
Könnten Sie morgen wiederkommen? Ich erwarte Damenbesuch.

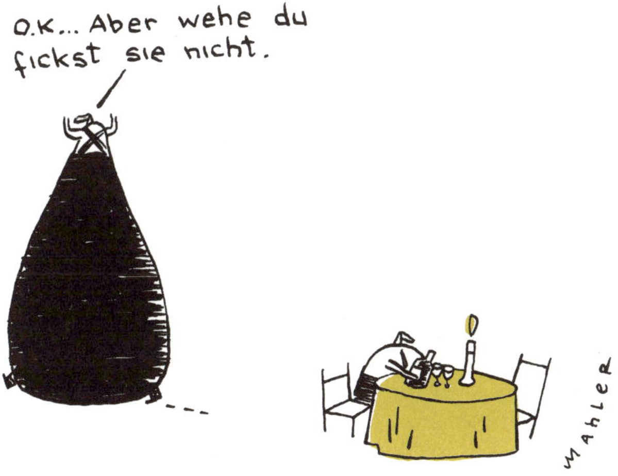
O.K... Aber wehe du fickst sie nicht.
MAHLER

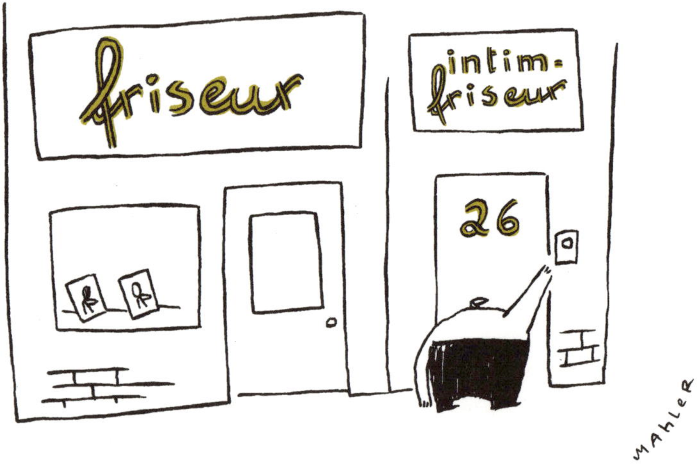
friseur
intim-
friseur
26
MAHLER

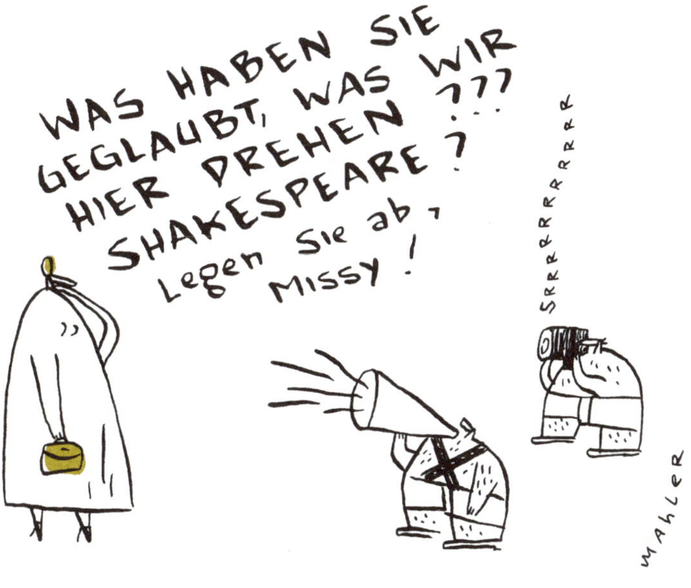
WAS HABEN SIE GEGLAUBT, WAS WIR HIER DREHEN ??? SHAKESPEARE ?...
Legen Sie ab, Missy !
SRRRRRRRRRRRRR
MAHLER

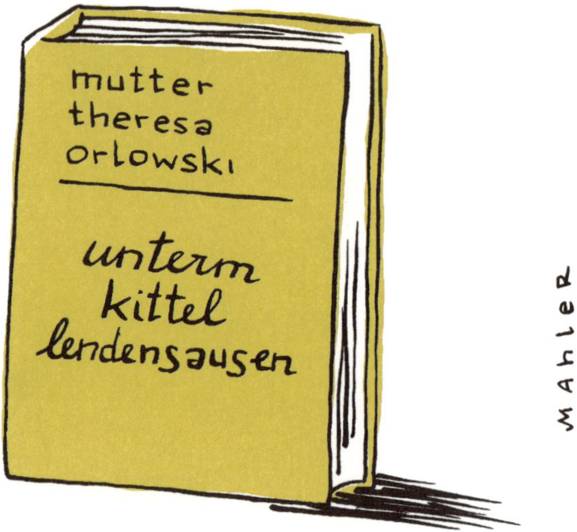

klassiker der sexliteratur

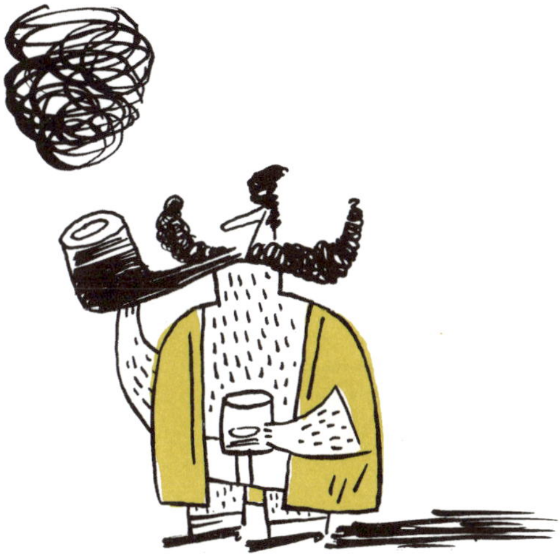

Charleys Onkel

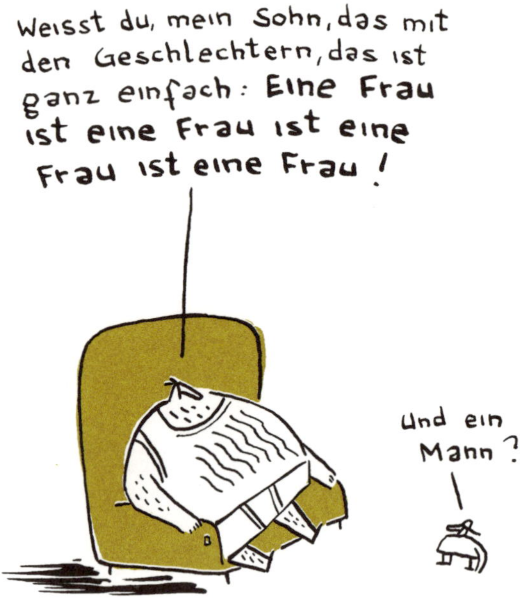
Weisst du, mein Sohn, das mit den Geschlechtern, das ist ganz einfach: Eine Frau ist eine Frau ist eine Frau ist eine Frau!
Und ein Mann?

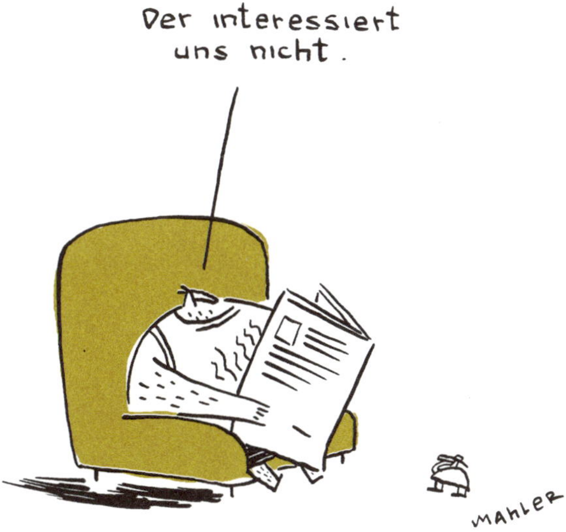
Der interessiert uns nicht.
MAHLER

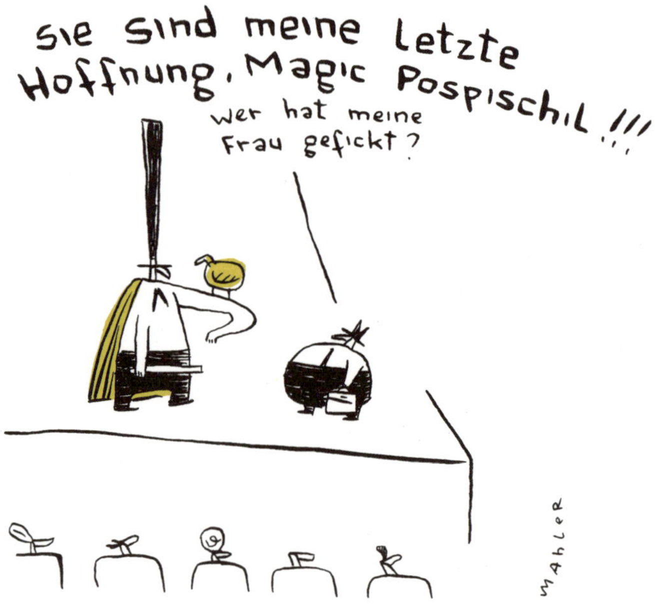
Sie sind meine letzte Hoffnung, Magic Pospischil !!!
wer hat meine Frau gefickt?
MAHLER

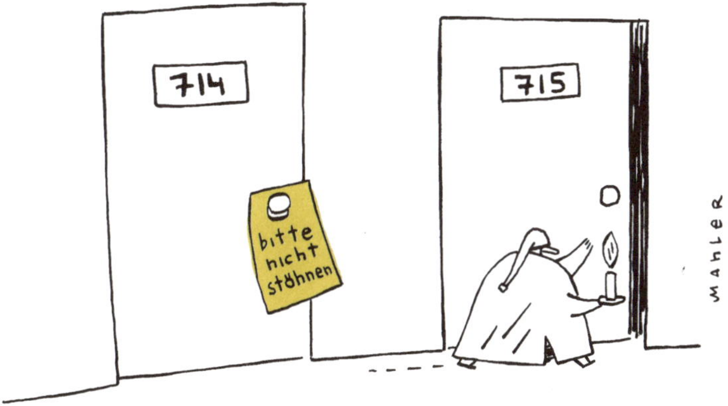
714
bitte nicht stöhnen
715
MAHLER

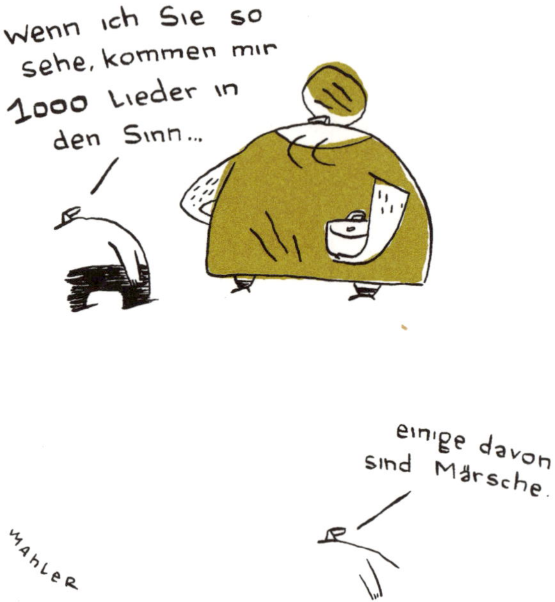
Wenn ich Sie so sehe, kommen mir 1000 Lieder in den Sinn...
einige davon sind Märsche.
MAHLER

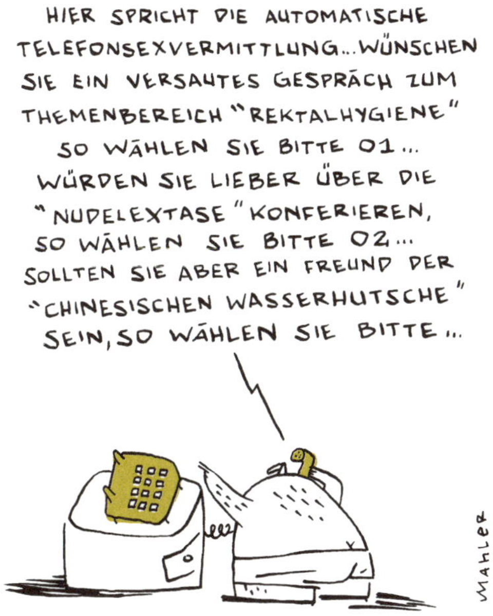
HIER SPRICHT DIE AUTOMATISCHE TELEFONSEXVERMITTLUNG... WÜNSCHEN SIE EIN VERSAUTES GESPRÄCH ZUM THEMENBEREICH "REKTALHYGIENE" SO WÄHLEN SIE BITTE 01... WÜRDEN SIE LIEBER ÜBER DIE "NUDELEXTASE" KONFERIEREN, SO WÄHLEN SIE BITTE 02... SOLLTEN SIE ABER EIN FREUND DER "CHINESISCHEN WASSERHUTSCHE" SEIN, SO WÄHLEN SIE BITTE...
MAHLER

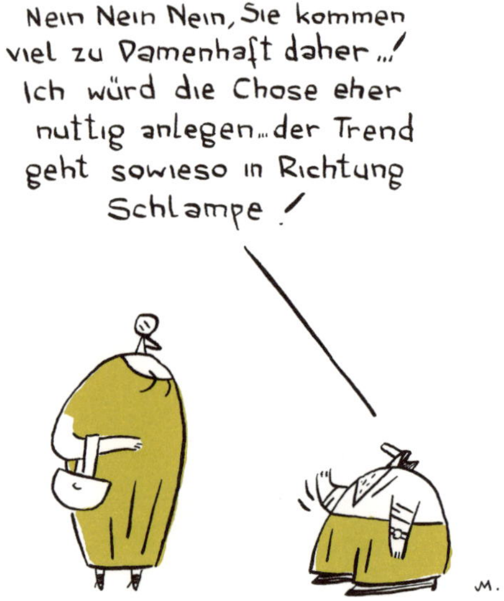
Nein Nein Nein, Sie kommen viel zu Damenhaft daher ...! Ich würd die Chose eher nuttig anlegen ... der Trend geht sowieso in Richtung Schlampe !
M.

Stilberater René Pokornig.

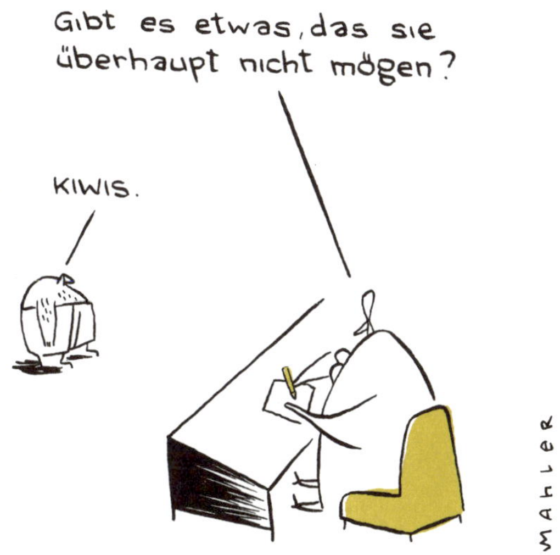
Gibt es etwas, das sie überhaupt nicht mögen?
KIWIS.
MAHLER

Beim Pornocasting (I)

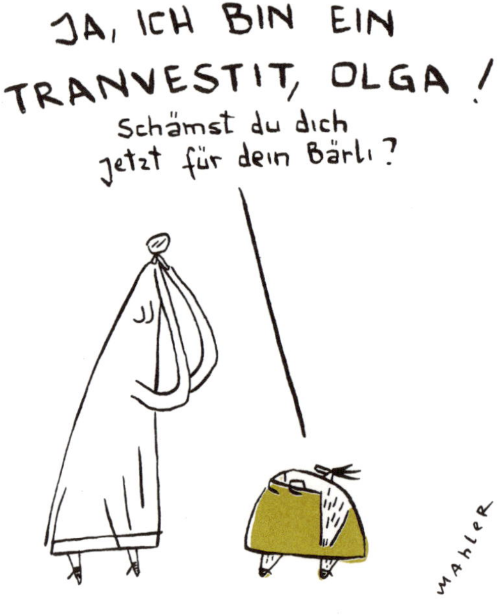
JA, ICH BIN EIN TRANVESTIT, OLGA!
Schämst du dich jetzt für dein Bärli?
MAHLER

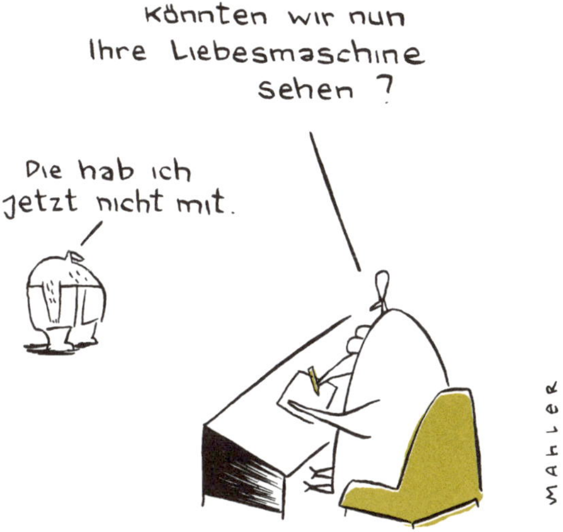
Könnten wir nun Ihre Liebesmaschine sehen?
Die hab ich jetzt nicht mit.
MAHLER

Beim Pornocasting (II)

der sexy hut

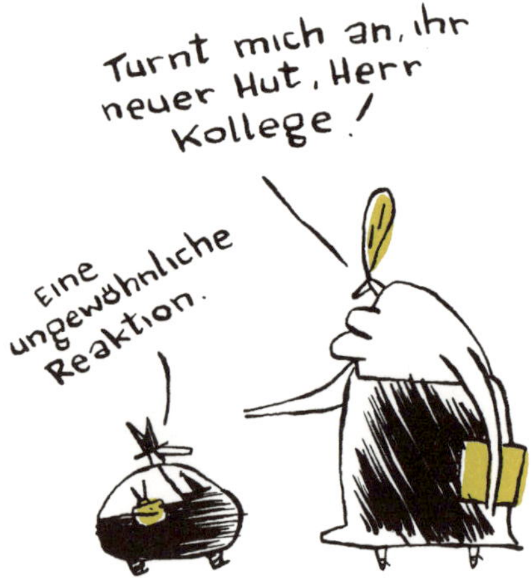
Turnt mich an, ihr neuer Hut, Herr Kollege!
Eine ungewöhnliche Reaktion.

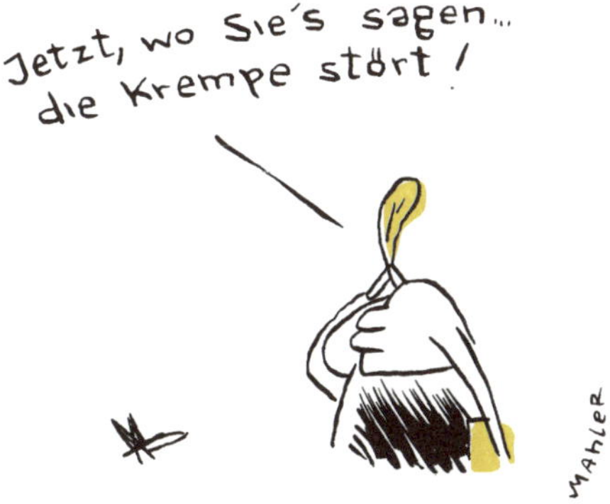
Jetzt, wo Sie's sagen...
die Krempe stört!
MAHLER

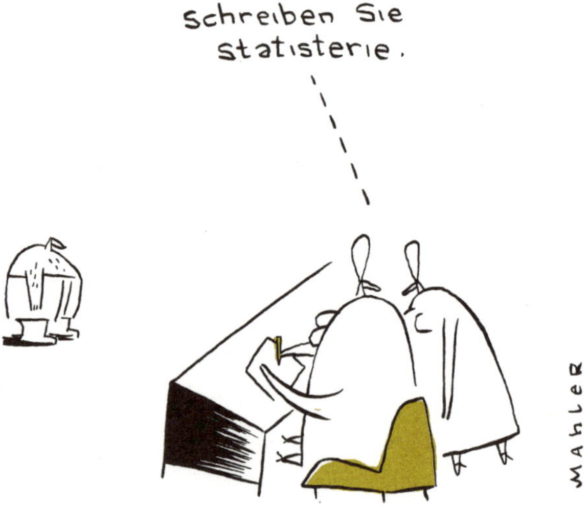

Beim Pornocasting (III)

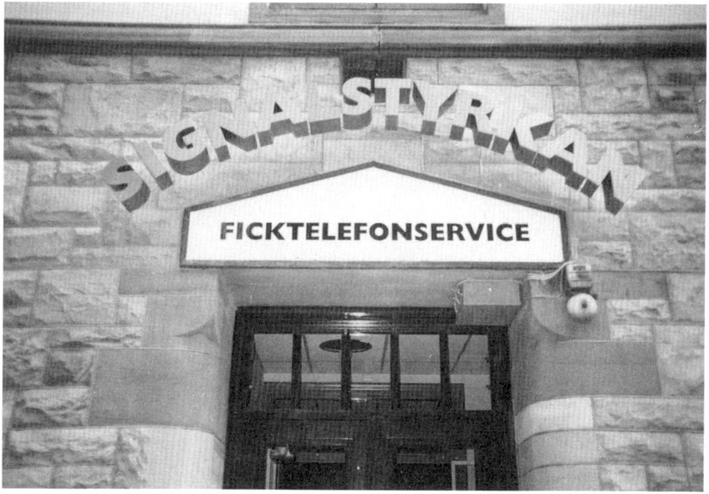
SIGNALSTYRAN
FICKTELEFONSERVICE

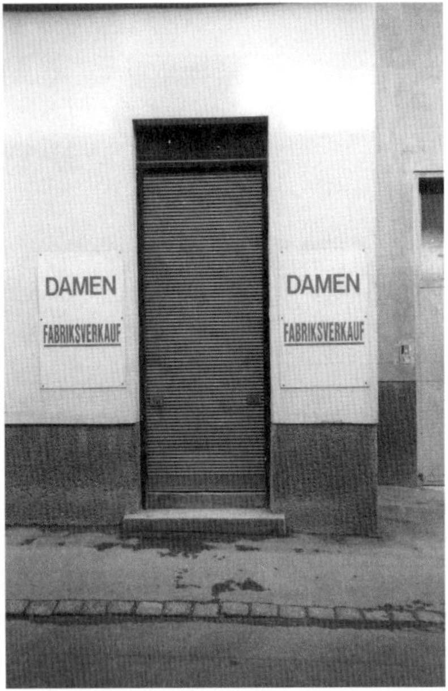
DAMEN
FABRIKSVERKAUF
DAMEN
FABRIKSVERKAUF

Much

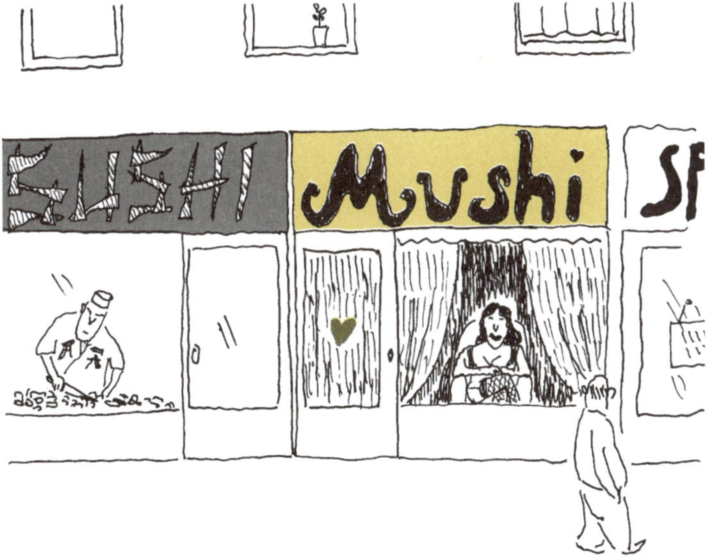
SUSHI
Mushi

EJAKULATION

VORZEITIG

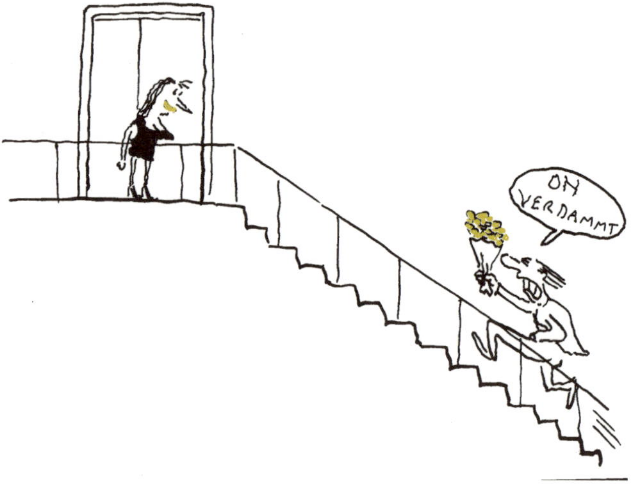

EJAKULATION
RECHTZEITIG

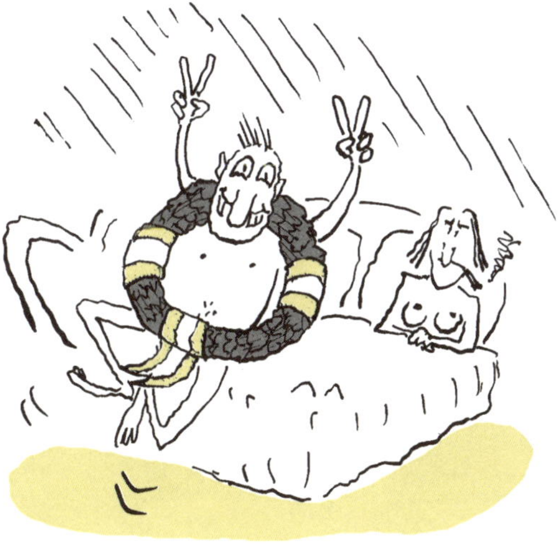

EJAKULATION

UNZEITIG

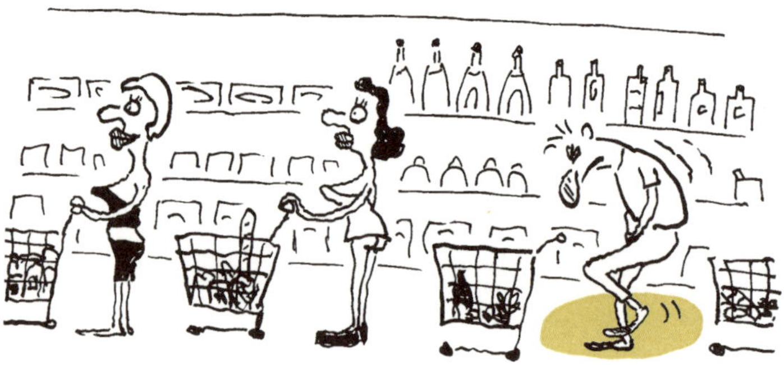

LOW-TECH TELEFON SEX

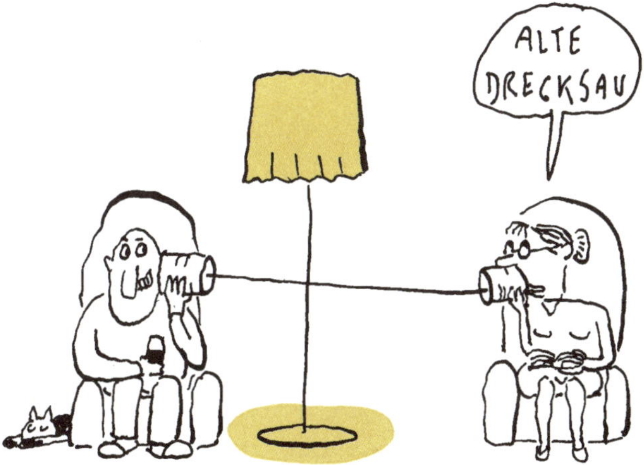

DIE EROTIK DER SOJABOHNEN

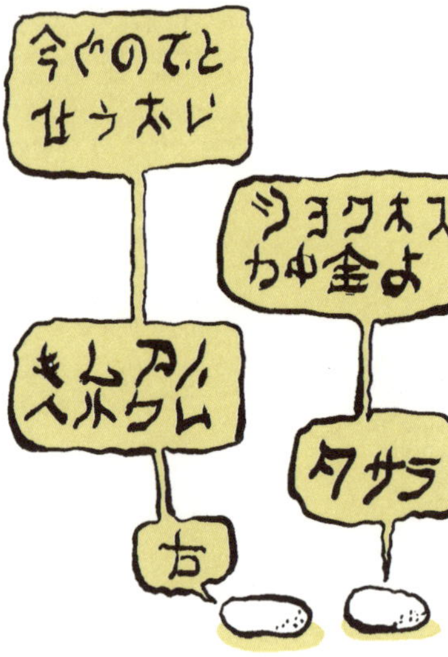

DER SEX DER SOJABOHNEN

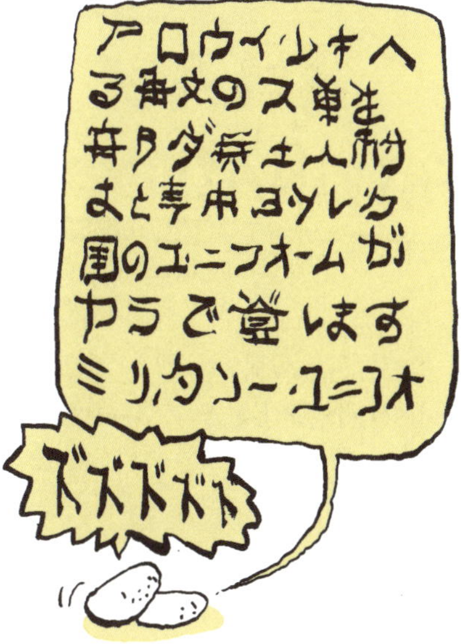

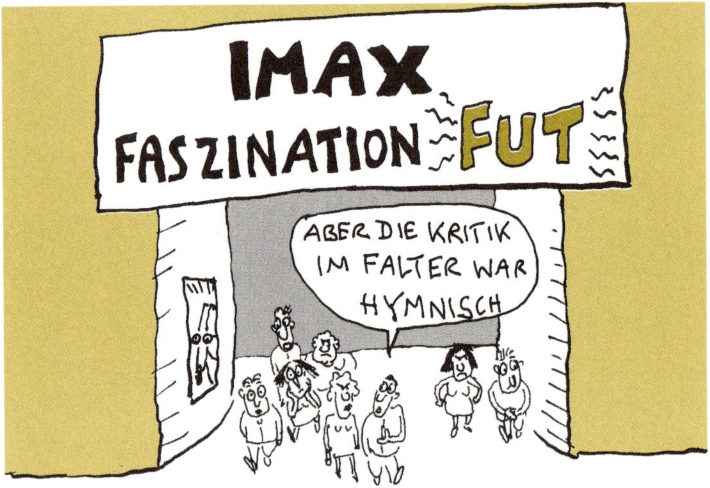
IMAX
FASZINATION FUT
ABER DIE KRITIK IM FALTER WAR HYMNISCH

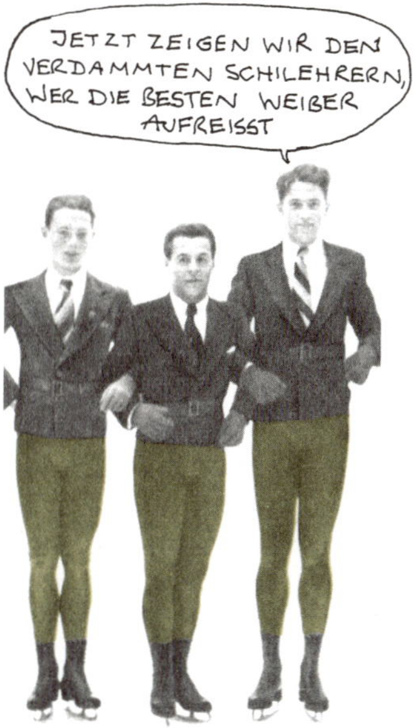
JETZT ZEIGEN WIR DEN VERDAMMTEN SCHILEHRERN, WER DIE BESTEN WEIBER AUFREISST

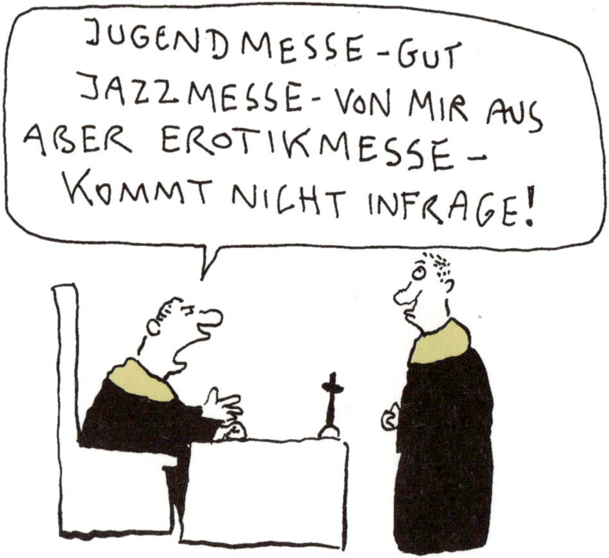
JUGENDMESSE - GUT
JAZZMESSE - VON MIR AUS
ABER EROTIKMESSE -
KOMMT NICHT INFRAGE!

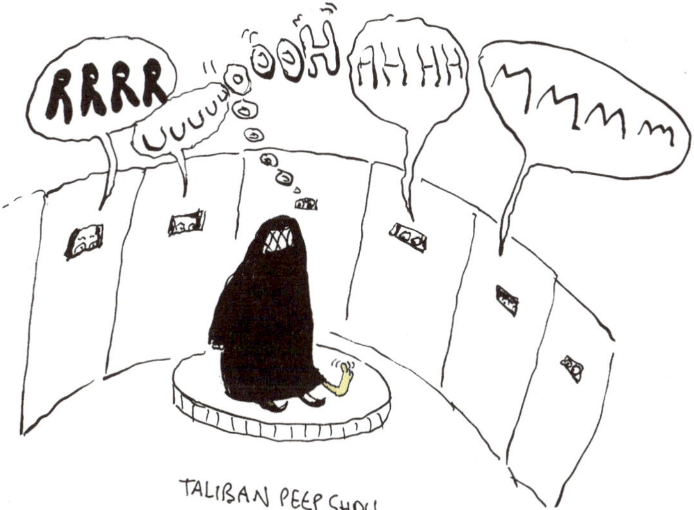

TALIBAN PEEP SHOW

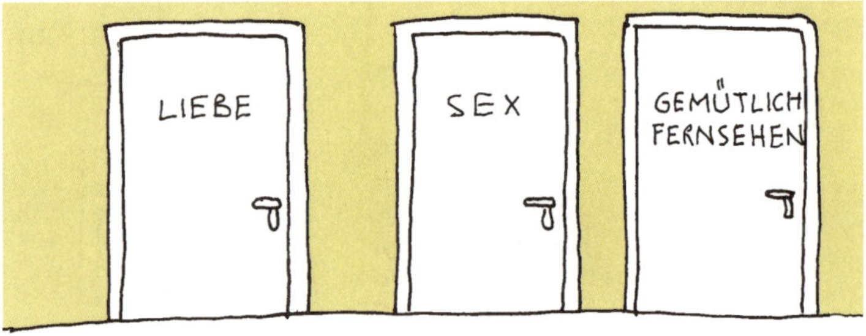
LIEBE
SEX
GEMÜTLICH
FERNSEHEN

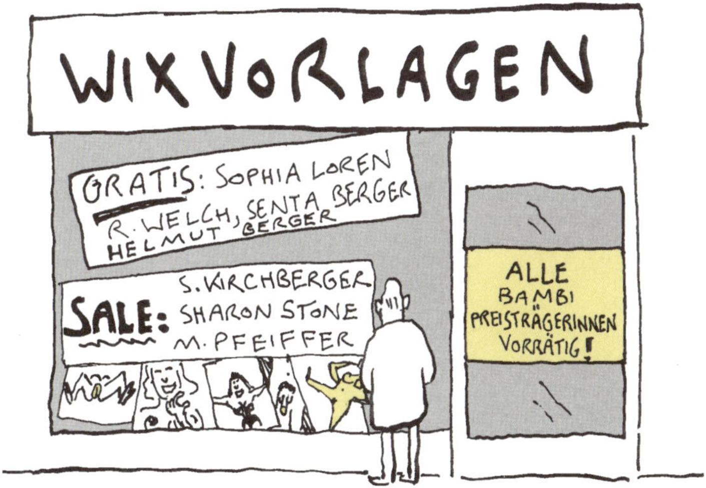
WIXVORLAGEN
GRATIS: SOPHIA LOREN
R. WELCH, SENTA BERGER
HELMUT BERGER
SALE: S. KIRCHBERGER
SHARON STONE
M. PFEIFFER
ALLE
BAMBI
PREISTRÄGERINNEN
VORRÄTIG!

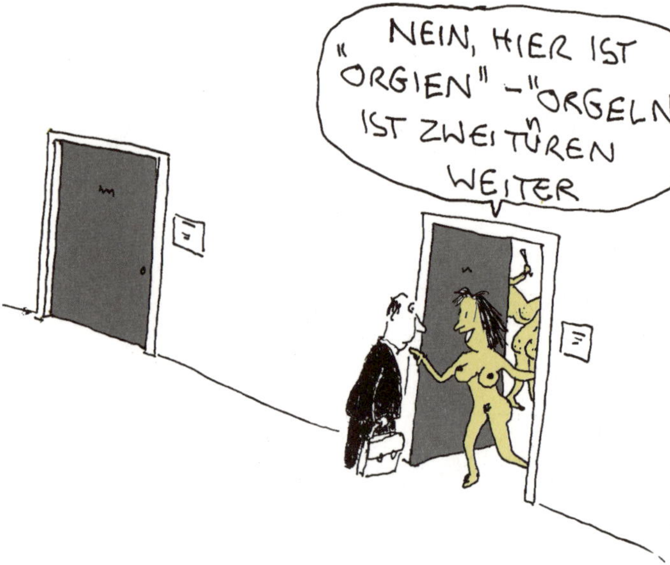
NEIN, HIER IST "ORGIEN" – "ORGELN" IST ZWEI TÜREN WEITER

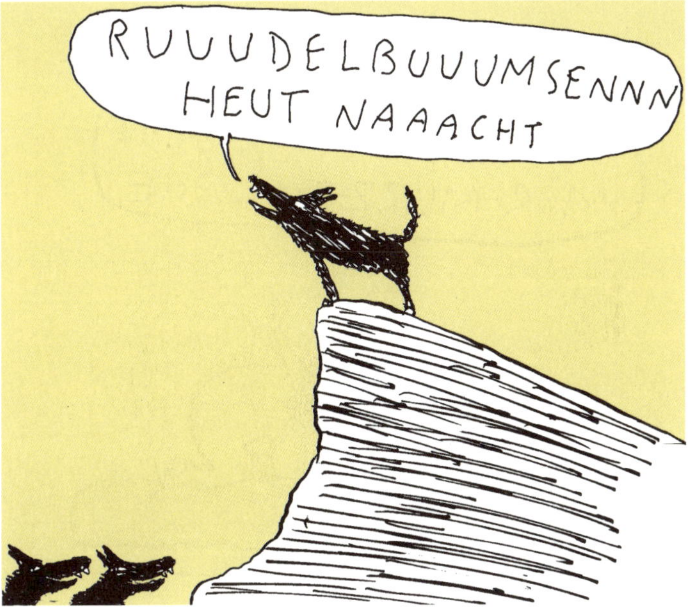
RUUUDELBUUUMSENNN HEUT NAAACHT

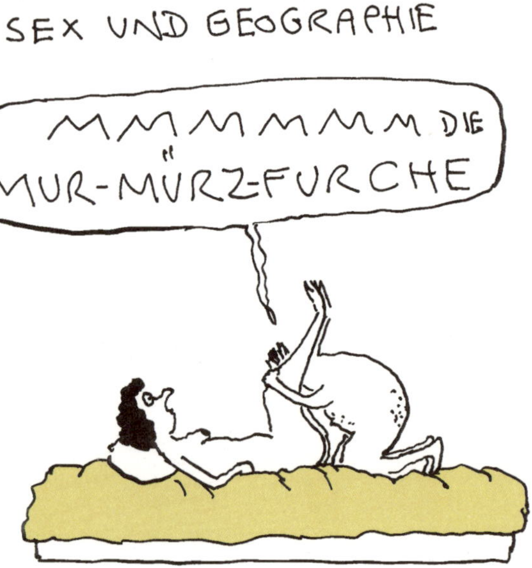
SEX UND GEOGRAPHIE
MMMMMMM DIE MUR-MÜRZ-FURCHE

SEX, LIES & KLEINBILDFILM

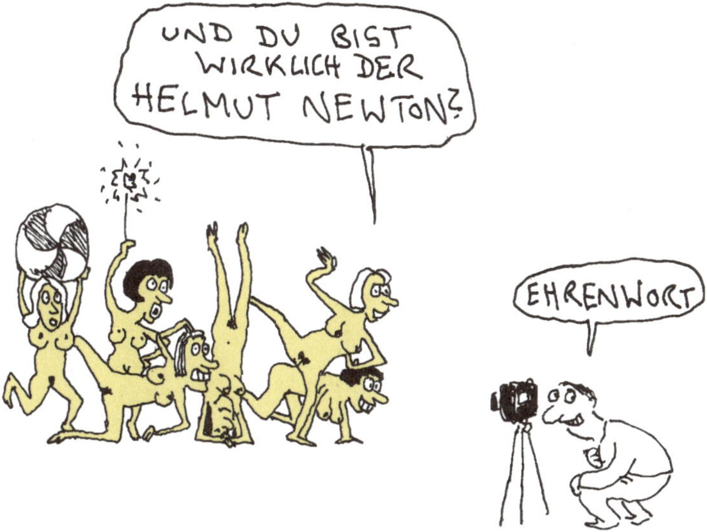

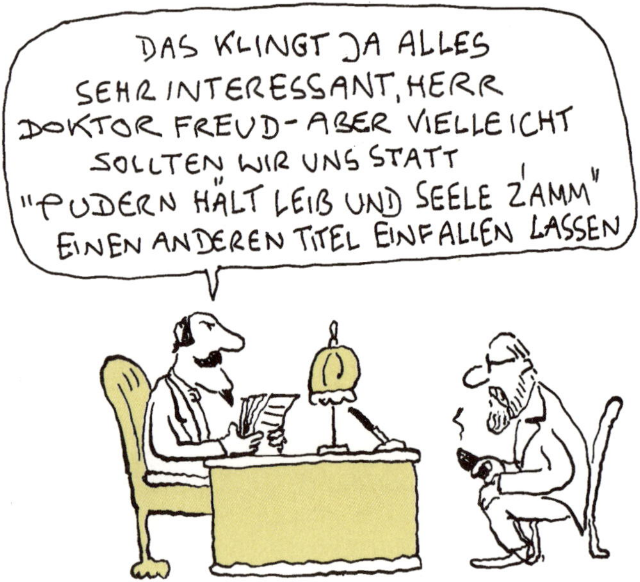
DAS KLINGT JA ALLES SEHR INTERESSANT, HERR DOKTOR FREUD - ABER VIELLEICHT SOLLTEN WIR UNS STATT "PUDERN HÄLT LEIB UND SEELE Z'AMM" EINEN ANDEREN TITEL EINFALLEN LASSEN

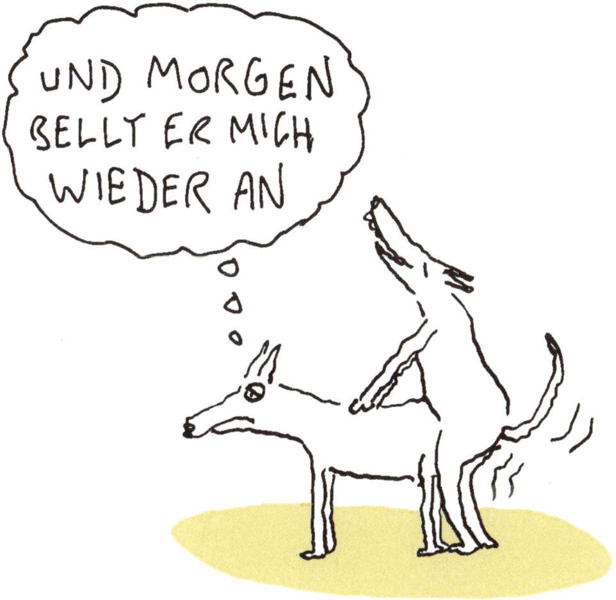
UND MORGEN BELLT ER MICH WIEDER AN

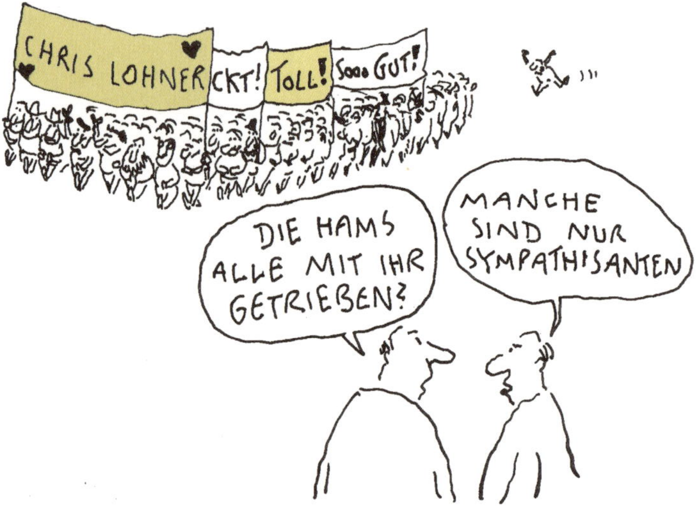
CHRIS LOHNER
CKT!
TOLL!
Sooo GUT!
DIE HAMS ALLE MIT IHR GETRIEBEN?
MANCHE SIND NUR SYMPATHISANTEN

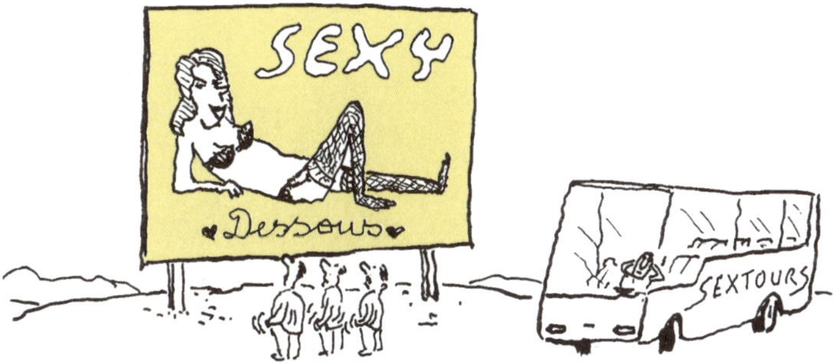

ENTTÄUSCHENDER HÖHEPUNKT
DER SEXTOURS BILLIGREISE

SLIPEINLAGE
MILITARY

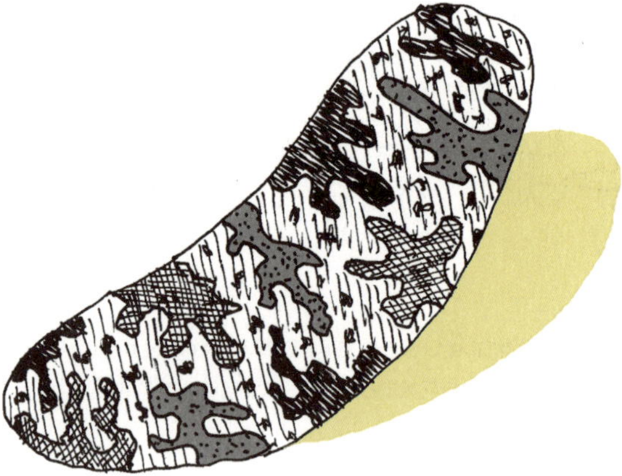

Tex Rubinowitz

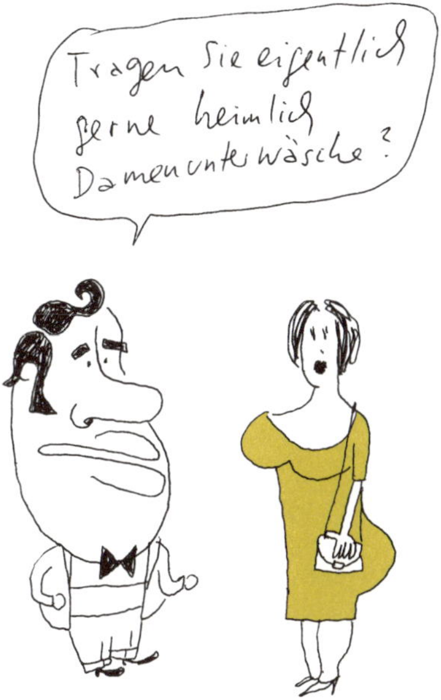
Tragen Sie eigentlich gerne heimlich Damenunterwäsche?

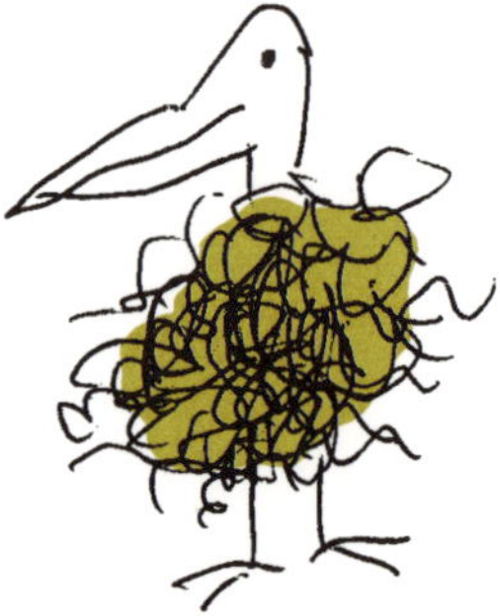

Schamhaarhabicht
Jürgen Globke

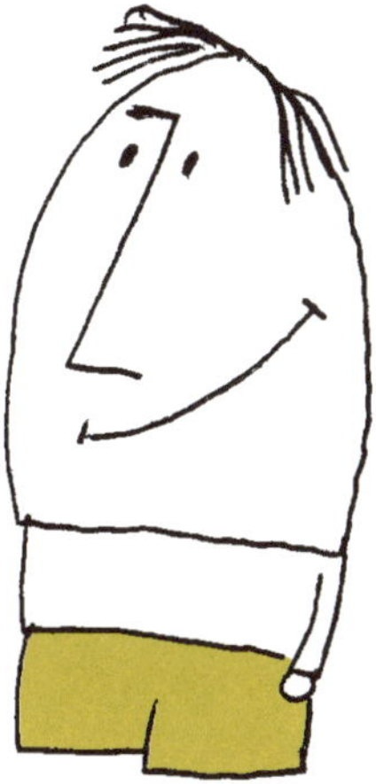

Schmunzelbert Müller, der Arschficker

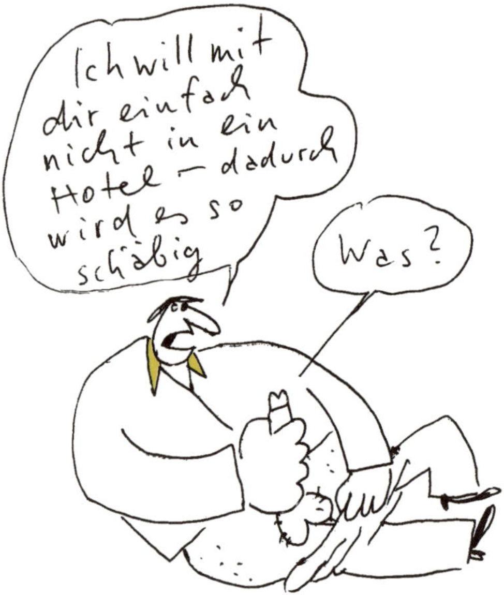
Ich will mit dir einfach nicht in ein Hotel – dadurch wird es so schäbig
Was?

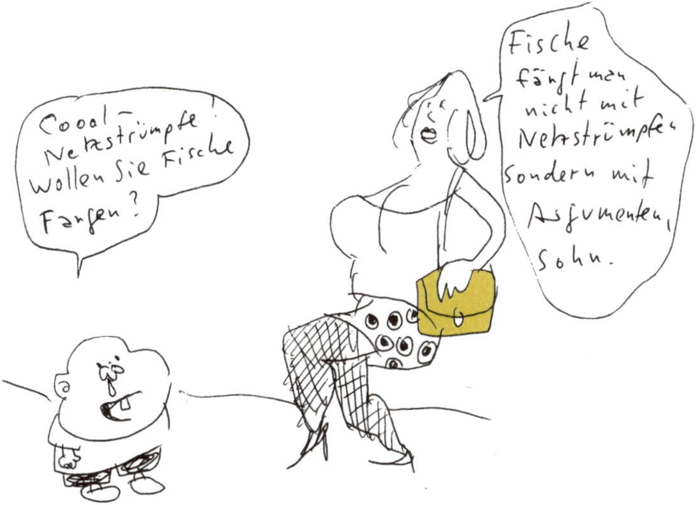
Coool – Netzstrümpfe! Wollen Sie Fische Fangen?
Fische fängt man nicht mit Netzstrümpfen sondern mit Argumenten, Sohn.

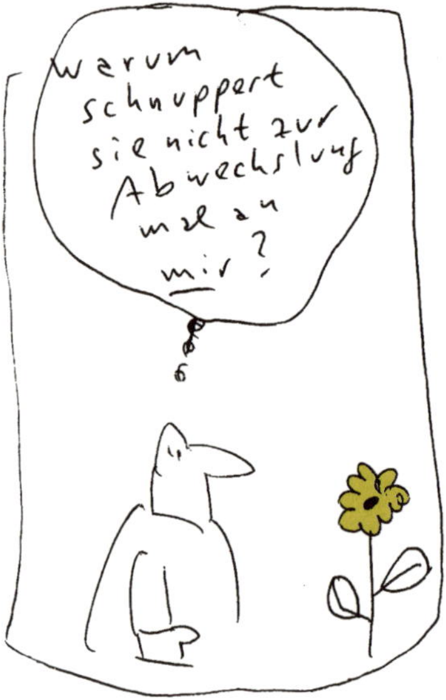
warum schnuppert sie nicht zur Abwechslung mal an mir?

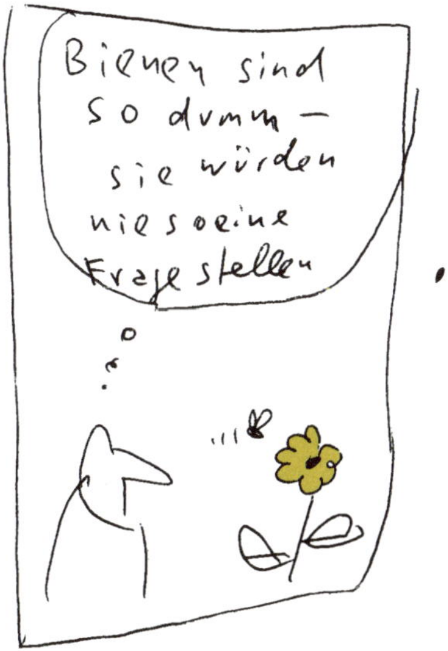
Bienen sind so dumm – sie würden nie so eine Frage stellen

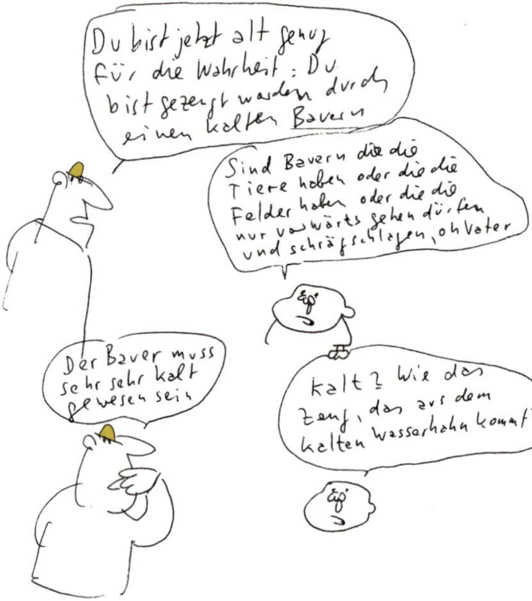
Du bist jetzt alt genug für die Wahrheit: Du bist gezeugt worden durch einen kalten Bauern
Sind Bauern die die Tiere haben oder die die Felder haben oder die die nur vorwärts gehen dürfen und schräg schlagen, oh Vater
Der Bauer muss sehr sehr kalt gewesen sein
Kalt? Wie das Zeug, das aus dem kalten Wasserhahn kommt?

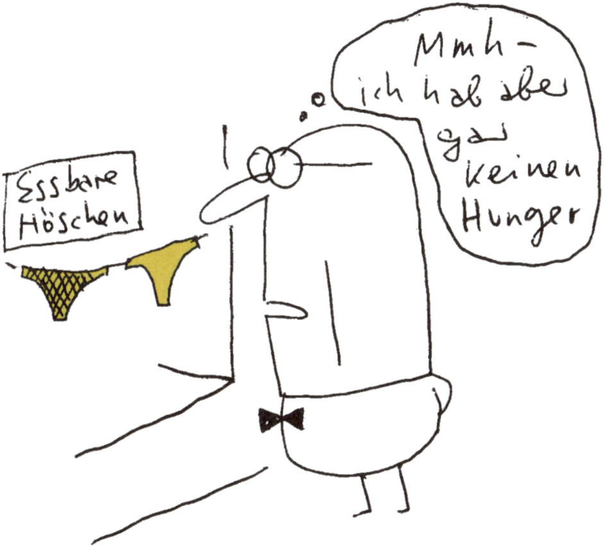
Essbare Höschen
Mmh – ich hab aber gar keinen Hunger

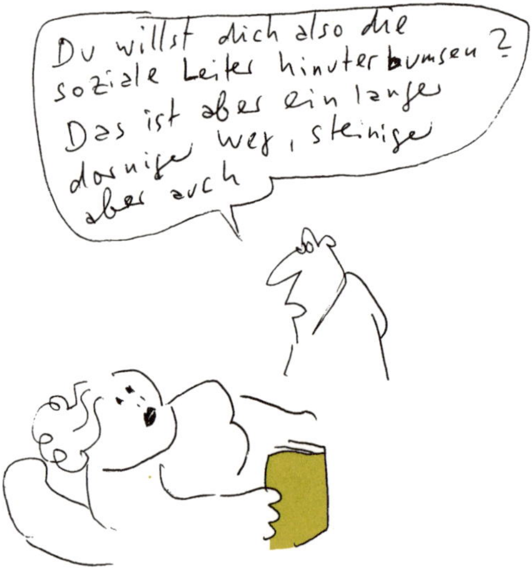
Du willst dich also die soziale Leiter hinunterbumsen? Das ist aber ein langer dorniger Weg, steiniger aber auch

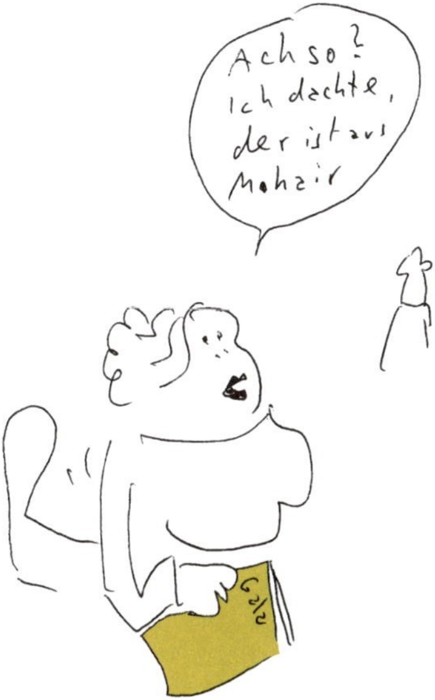
Achso? Ich dachte, der ist aus Mohair
Gala

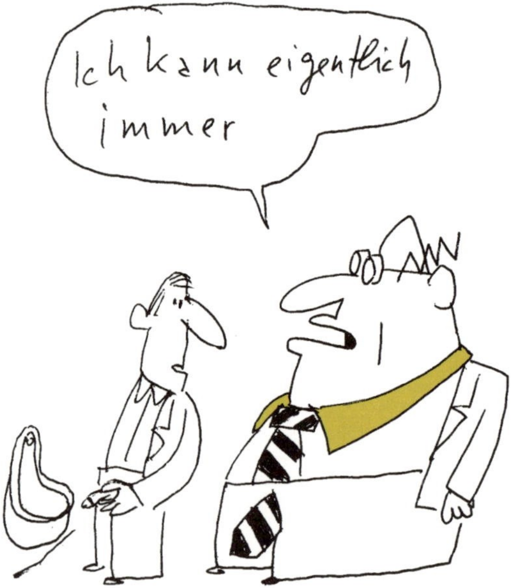
Ich kann eigentlich immer

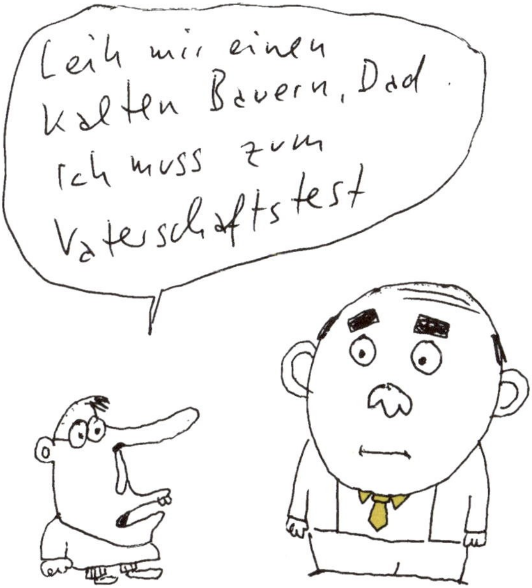
Leih mir einen kalten Bauern, Dad. Ich muss zum Vaterschaftstest

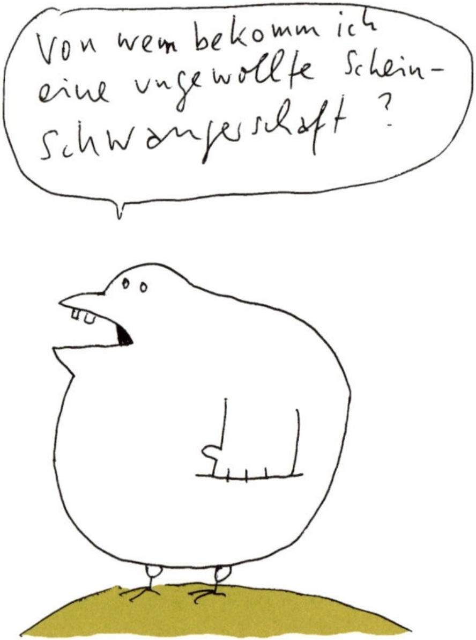
Von wem bekomm ich eine ungewollte Scheinschwangerschaft ?

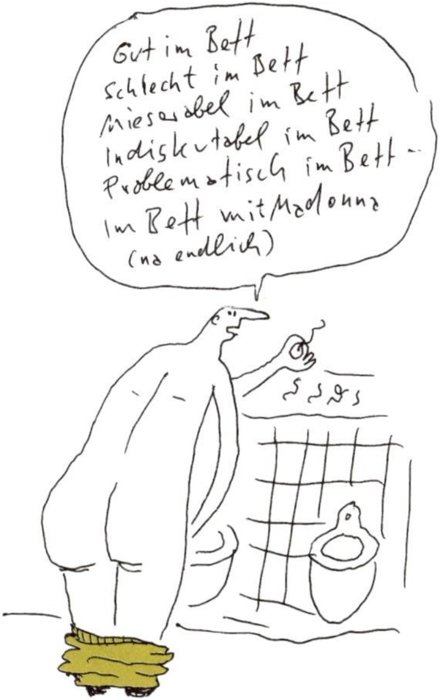
Gut im Bett
Schlecht im Bett
Miserabel im Bett
Indiskutabel im Bett
Problematisch im Bett –
im Bett mit Madonna
(na endlich)

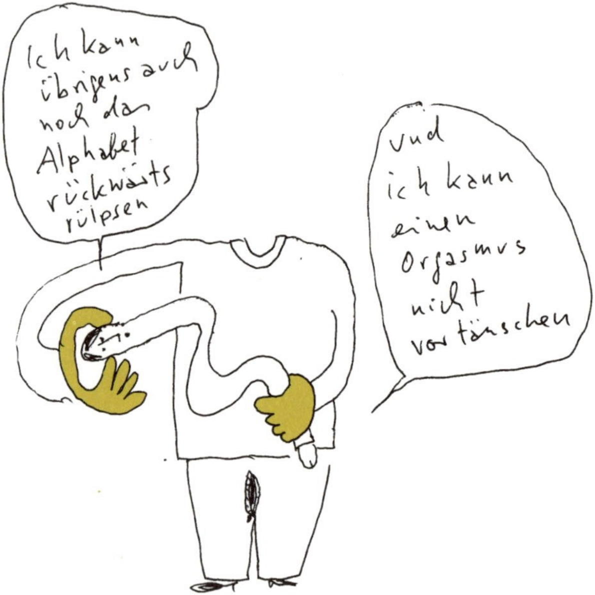
Ich kann übrigens auch noch das Alphabet rückwärts rülpsen
und ich kann einen Orgasmus nicht vortäuschen

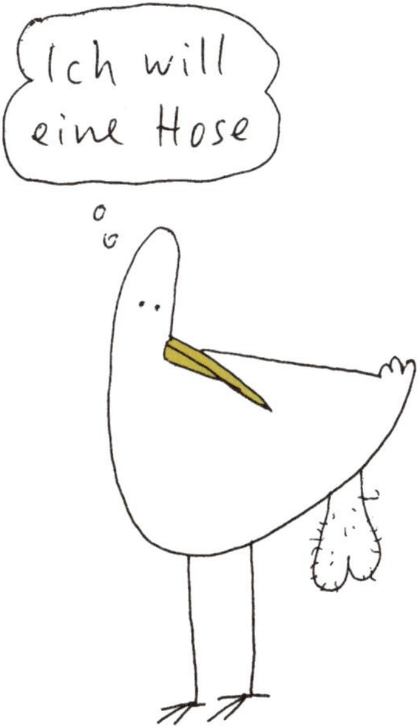
Ich will
eine Hose

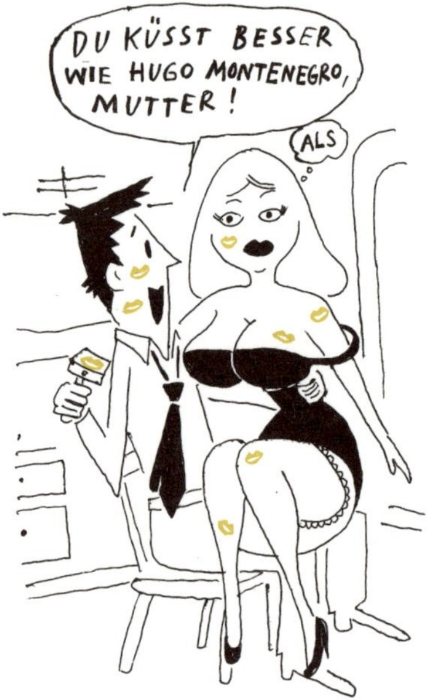
DU KÜSST BESSER WIE HUGO MONTENEGRO, MUTTER!
ALS

Klein

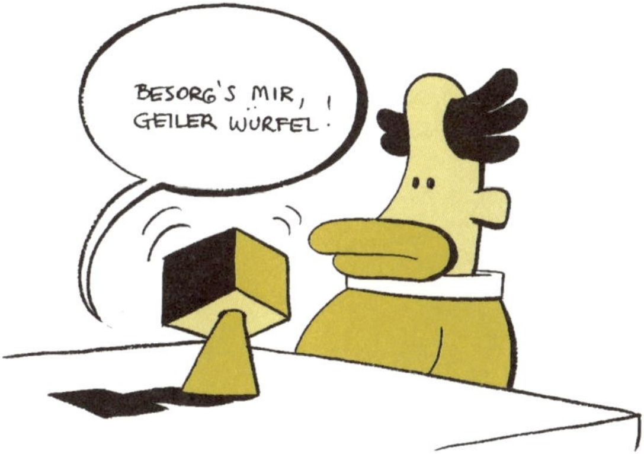

GRUNDFORMEN LIVE SHOW

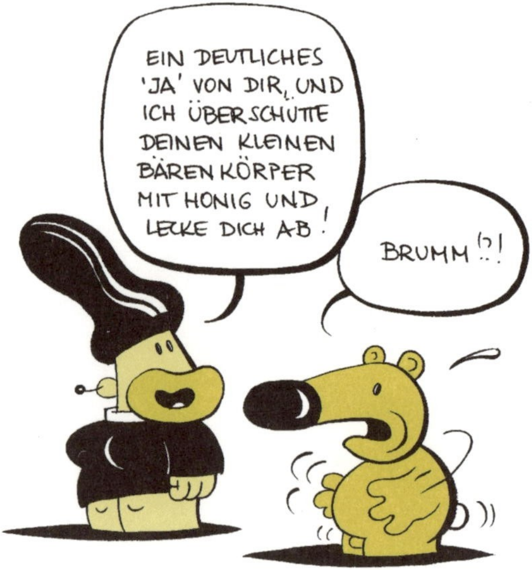
EIN DEUTLICHES 'JA' VON DIR, UND ICH ÜBERSCHÜTTE DEINEN KLEINEN BÄREN KÖRPER MIT HONIG UND LECKE DICH AB!
BRUMM ?!

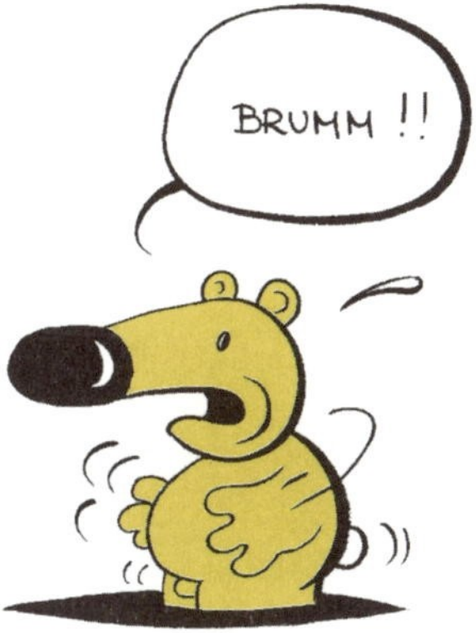
BRUMM !!

WENIGER GUT GEEIGNETE GESCHLECHTSPARTNER

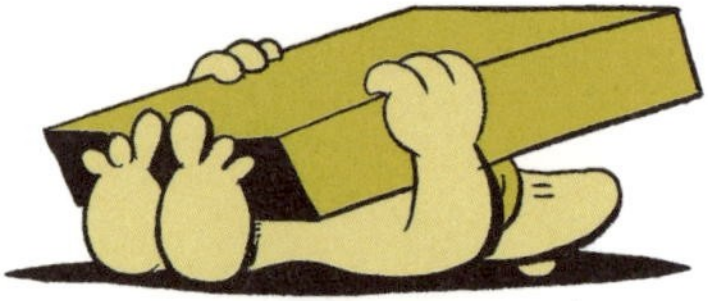

IKEA REGAL 'BILLY'

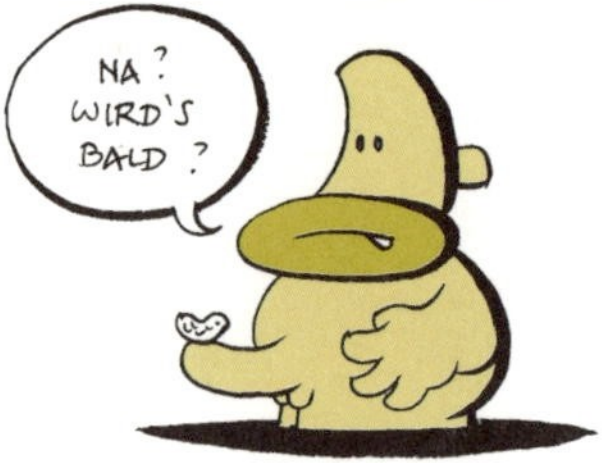

ERDNÜSSE

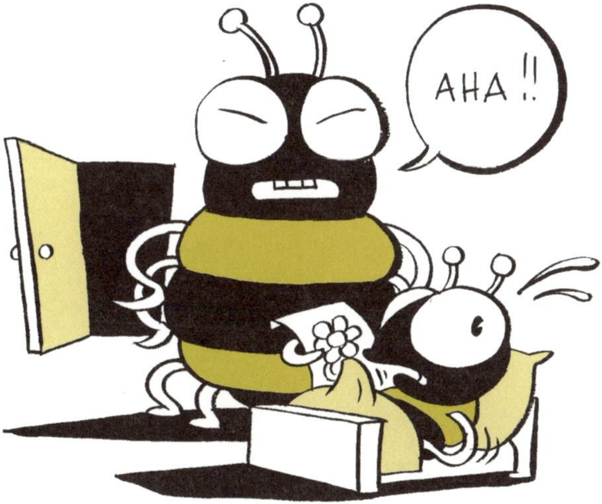
AHA !!

DIE SCHÖNSTEN POP-SONGS DER WELT (11)
'GREAT BALLS OF MAIER'

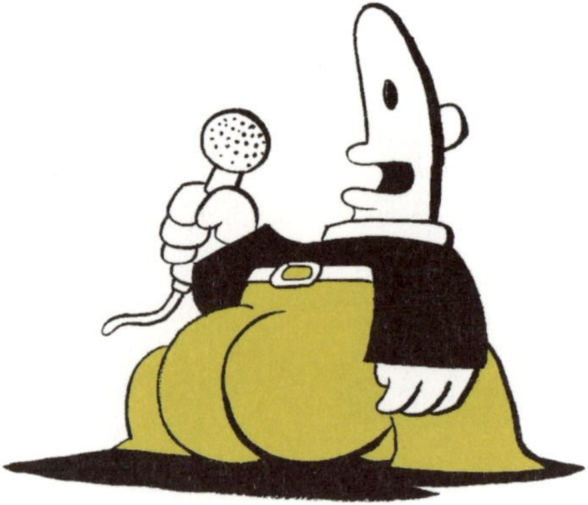

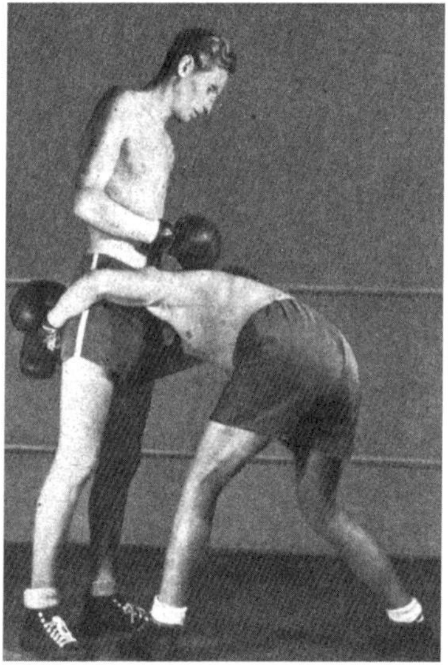

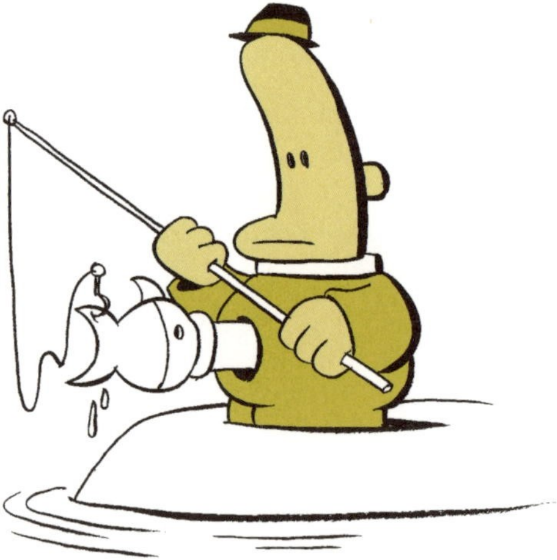

UNÜBLICHE SITUATION

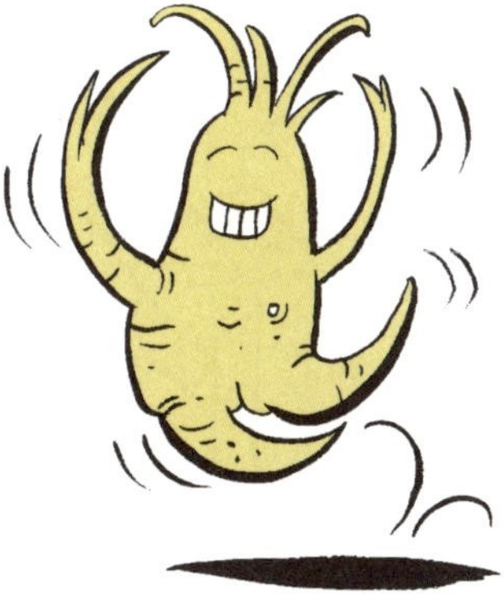

WENN JOHN TRAVOLTA EINE GINSENGWURZEL GEWESEN WÄRE

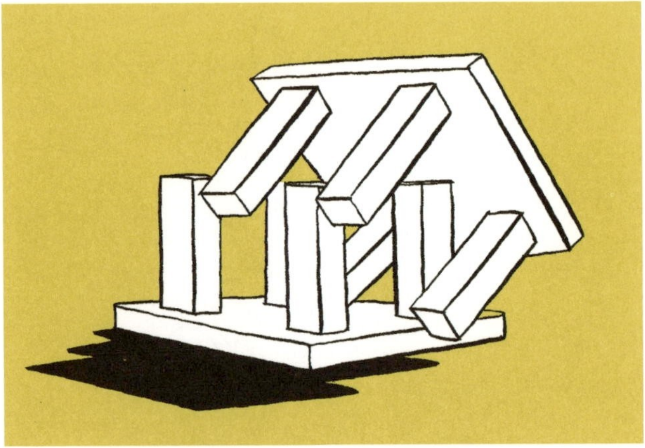

KAMASUTRA FÜR TISCHE

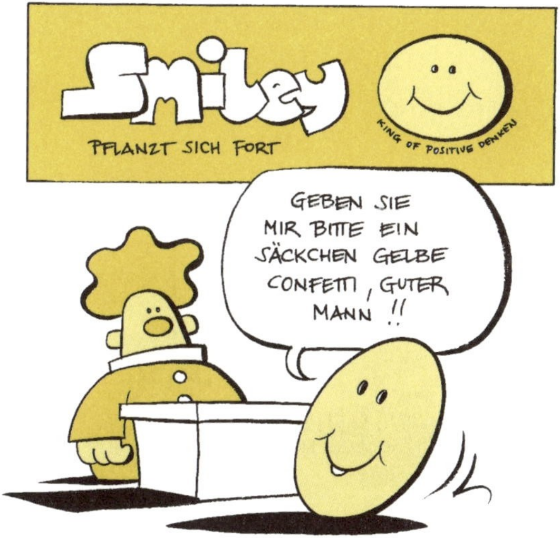
Smiley
PFLANZT SICH FORT
KING OF POSITIVE DENKEN
GEBEN SIE MIR BITTE EIN SÄCKCHEN GELBE CONFETTI, GUTER MANN!!

ALS MIR CLAUDIA SCHIFFER
IN EINEM FEUCHTEN TRAUM
ERSCHIEN, KAM SIE MIR
SELTSAM VERTRAUT VOR:

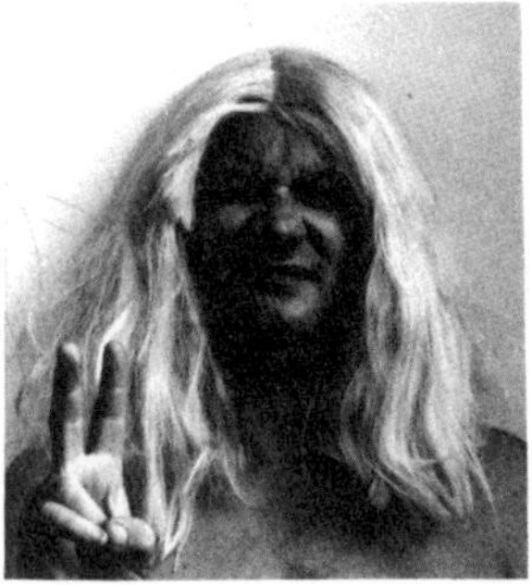

SACHER-MASOCH KONNTE DEN ERFOLG, DEN ER MIT SEINER VIELGERÜHMTEN SACHER-TORTE HATTE MIT DER MASOCH-TORTE LEIDER NICHT WIEDERHOLEN:

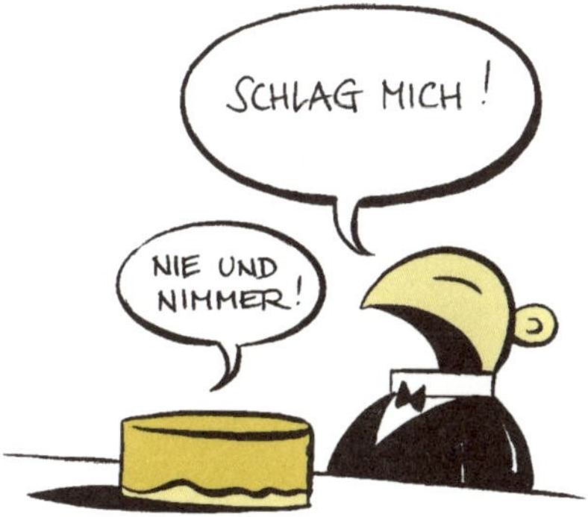

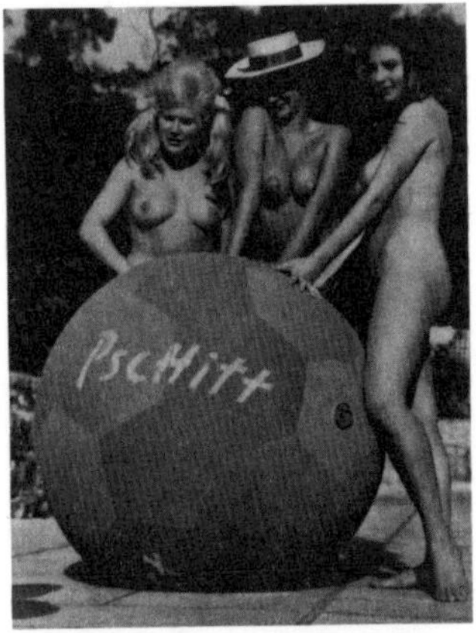

DER SELTSAME TRAUM DES HERRN PSCHITT

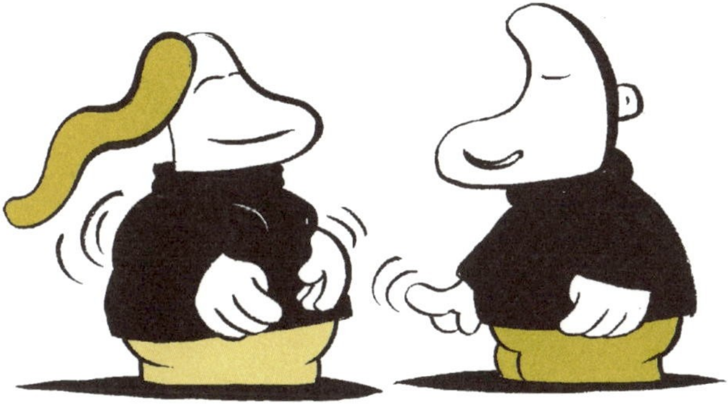

GESCHLECHTSVERKEHR BEI PANTOMIMEN

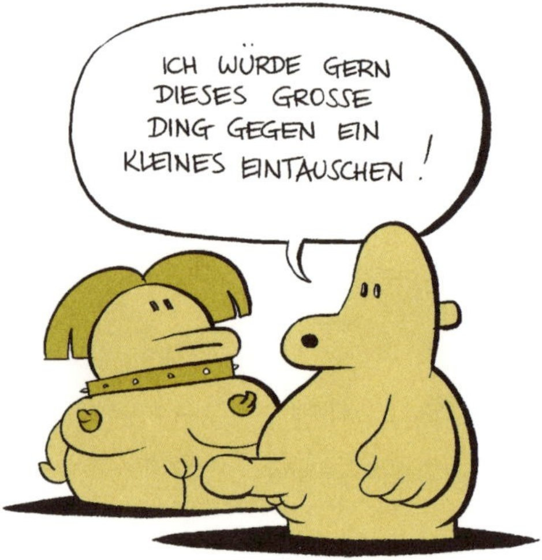
ICH WÜRDE GERN DIESES GROSSE DING GEGEN EIN KLEINES EINTAUSCHEN!

DIE 'HANS IM GLÜCK'-ANMACHE

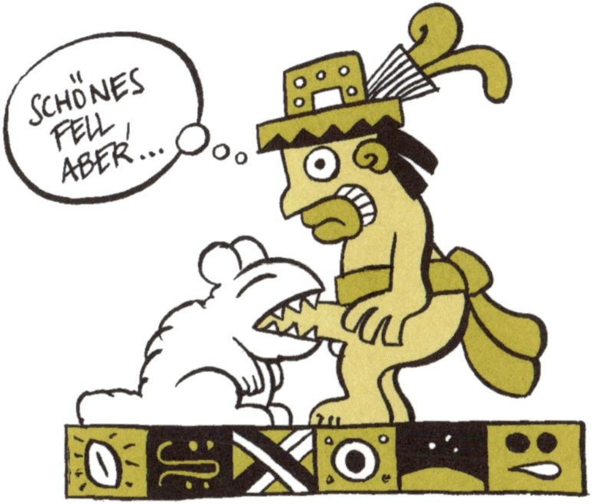

WIE DIE FELLATIO ZU IHREM NAMEN KAM

WIE DER PHANTASTISCHE REALISMUS DIE SEXUALGEWOHNHEITEN VERÄNDERT HAT

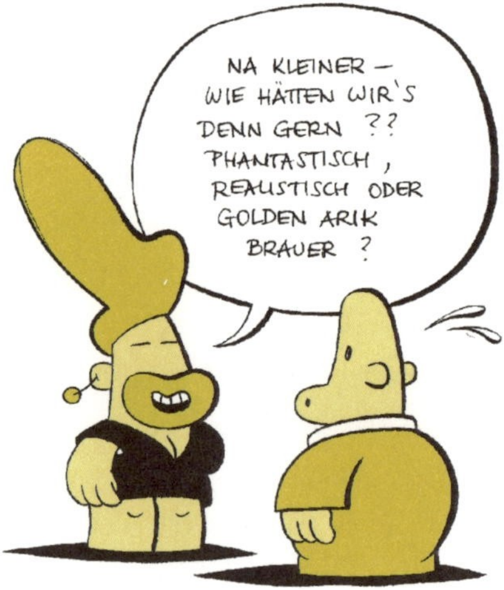
NA KLEINER – WIE HÄTTEN WIR'S DENN GERN ?? PHANTASTISCH, REALISTISCH ODER GOLDEN ARIK BRAUER ?

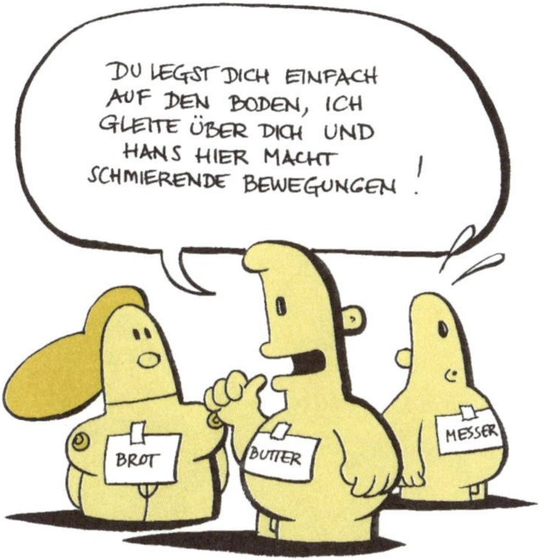
DU LEGST DICH EINFACH AUF DEN BODEN, ICH GLEITE ÜBER DICH UND HANS HIER MACHT SCHMIERENDE BEWEGUNGEN!
BROT
BUTTER
MESSER

DIE BUTTERBROT-NUMMER

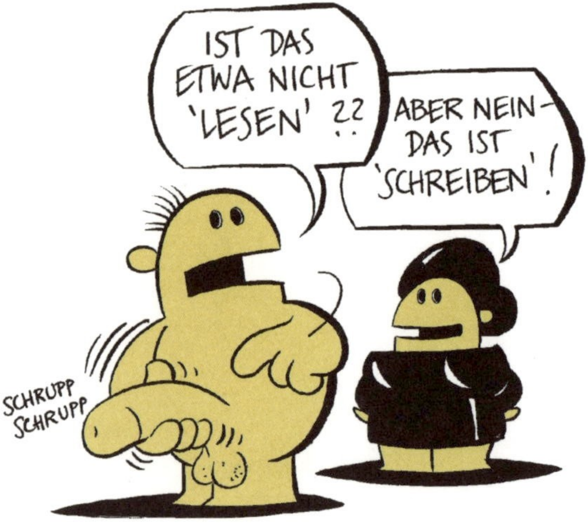
IST DAS ETWA NICHT 'LESEN' ??
ABER NEIN- DAS IST 'SCHREIBEN'!
SCHRUPP SCHRUPP

Klein

Zeichnet für alle der Rechtschreibung mächtigen Zeitungen Österreichs (und des deutschsprachigen Auslands). Vizepräsident des „Andreas Unterberger Fanclubs".
Bücher: „Biere auf der Flucht", Falter Verlag (vergriffen),
„Einfache Vergnügungen, Falter Verlag,
„Hände hoch oder ich scheiß mir in die Hose", Edition Moderne,
„Der mächtigste Mann" (gemeinsam mit Robert Menasse),
Deuticke Verlag

Tex Rubinowitz

Alt, keinen Sex, einen Computer. Moderator des Internetforums www.hoefliche-paparazzi.at
Letztes Buch: „Und für Leute, die überhaupt nicht lesen können, ist die Zigarette durchgestrichen", Haffmans.

Mahler

Zeichnet unter anderem Comicstrips für den „Standard“ und Witze für die „Autorevue“. Er beliefert die Internetseite des ORF mit „Flaschko – der Mann in der Heizdecke“ und betreibt gemeinsam mit Heinz Wolf die Edition Brunft (www.edition-brunft.at). Veröffentlichungen bei den Verlagen L'Association, Paris, b.ü.l.b. comix, Genf, und éditions du rouergue. Zuletzt erschienen: „désir“, éditions de la pastèque, Montreal, und „lame ryder“, Reprodukt, Berlin. Kurzgeschichten in den Magazinen „Lapin“ (Frankreich), „Spoutnik“ (Kanada), „top shelf“ (USA), „Strapazin“ (Schweiz).

Much
(Michael Unterleitner) lebt in Wien und zeichnet für „NEWS“, „Falter“ (hin und wieder), „Die Bergbauern“, „die alternative“ und andere.
Bücher: „Das much buch“, „Kraut und Rübern“, „Schad ums Geld“, „Fehleinschätzungen“

„Geschenkt“ ist eine Buchreihe des Falter Verlags.
Herausgeber ist Rudi Klein.

Zeichnungen: Mahler, Much, Tex Rubinowitz, Klein
Oberste Lachkontrolle: Ev Klein
Freiwilliger Textbeitrag: Wolfgang Kralicek
Schuldnerberatung: Samir H. Koeck
Fotos: Ev Klein, Mahler, Globus Verlag, L' Espresso, Much Archiv, Sonnenfreunde
Coveridee: Sheela Kronheim
Grafik: Dragana Kalaus
Produktion: Susanne Schwameis
Gedruckt in Slowenien

ISBN 3-85439-279-6

1011 Wien, Marc-Aurel-Straße 9
Tel. 01/536 60-0, Fax 01/536 60-35
E-Mail/Verlag: bv@falter.at, E-Mail/Bestellungen: service@falter.at
Homepage: www.falter.at

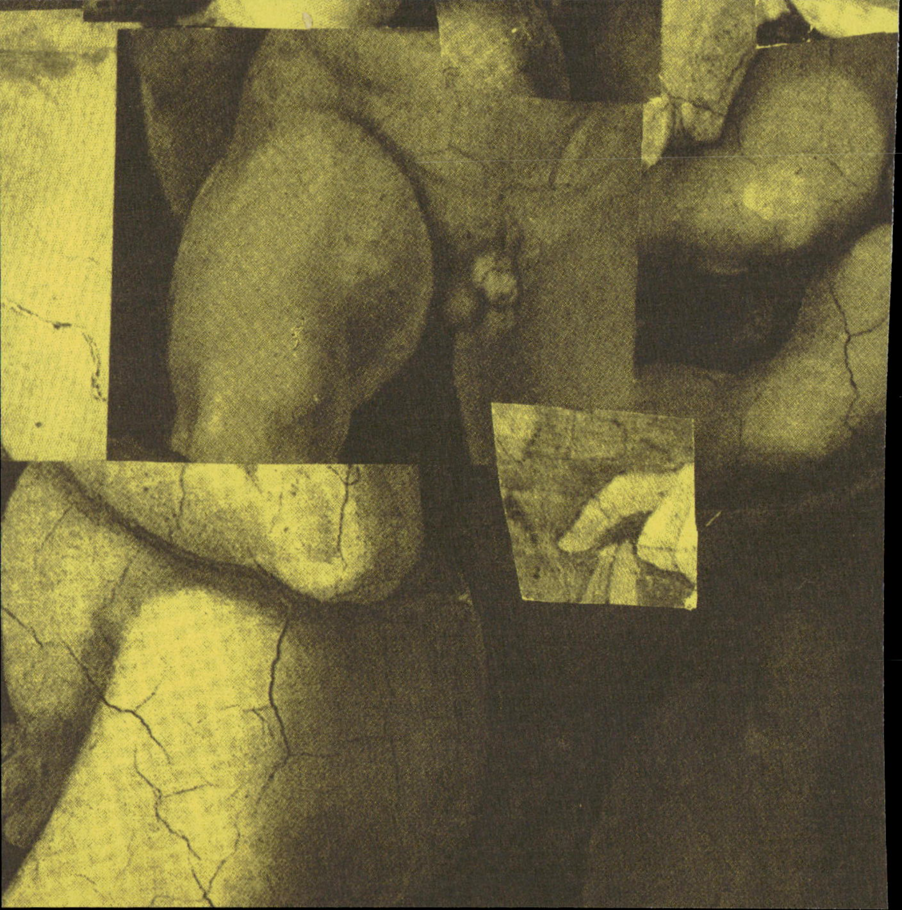